公众健康素养图鉴

中国家庭
合理用药

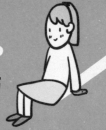

中国保健协会科普教育分会　组织编写

中国健康传媒集团
中国医药科技出版社

内 容 提 要

本书是"公众健康素养图解"丛书之一，内容共三部分，包括药品的基础知识和理念、关注特殊人群的用药、常见疾病的用药常识。全书以图文并茂的形式，解答了老百姓普遍关心的用药安全问题，比如如何选购和贮存药品、如何读懂药品说明书，以及正确的用药方法等。全书集科学性、可读性、实用性于一体，非常适合普通居民、医学生阅读。希望通过本书能够让更多读者掌握合理的用药知识，养成科学的用药习惯，真正提高其健康素养。

图书在版编目（CIP）数据

中国家庭合理用药 / 中国保健协会科普教育分会组织编写. —北京：中国医药科技出版社，2021.9
（公众健康素养图解）
ISBN 978-7-5214-1565-0

Ⅰ. ①中… Ⅱ. ①中… Ⅲ. ①用药法－图解 Ⅳ. ①R452-64

中国版本图书馆 CIP 数据核字（2020）第 024266 号

美术编辑 陈君杞
版式设计 锋尚设计

出版 **中国健康传媒集团** | **中国医药科技出版社**
地址 北京市海淀区文慧园北路甲 22 号
邮编 100082
电话 发行：010-62227427 邮购：010-62236938
网址 www.cmstp.com
规格 880×1230mm $^1/_{32}$
印张 $3^1/_2$
字数 83 千字
版次 2021 年 9 月第 1 版
印次 2023 年 3 月第 2 次印刷
印刷 三河市万龙印装有限公司
经销 全国各地新华书店
书号 ISBN 978-7-5214-1565-0
定价 35.00 元

获取新书信息、投稿、为图书纠错，请扫码联系我们。

序

　　健康是我们每一个人的愿望和追求，健康不仅惠及个人，还关系国家和民族的长远发展。2016年，党中央、国务院公布了《"健康中国2030"规划纲要》，健康中国建设上升为国家战略，其中健康素养促进是健康中国战略的重要内容。要增进全民健康，首要的是提高健康素养，让健康知识、行为和技能成为全民普遍具备的素质和能力。

　　"健康素养水平"已经成为《"健康中国2030"规划纲要》和《健康中国行动（2019—2030年）》的重要指标。监测结果显示，2018年我国居民健康素养水平为17.06%，而根据《国务院关于实施健康中国行动的意见》目标规定，到2022年和2030年，全国居民健康素养水平分别不低于22%和30%。要实现这一目标，每个人应是自己健康的第一责任人，真正做好自己的"健康守门人"。提升健康素养，需要学习健康知识，并将知识内化于行，能做出有利于提高和维护自身健康的决策。

　　为助力健康中国建设，助推国民健康素养水平提升，中国保健协会科普教育分会组织健康领域专家编写了本套"公众健康素养图解"。本套丛书以简练易懂的语言和图示化解读的方式，全面介绍了膳食营养、饮食安全、合理用药、预防保健、紧急救援、运动保护、心理健康等维护健康的知识与技能，并且根据不同人群特点有针对性地提出了健康促进指导。

一个人的健康素养不是与生俱来的，希望本套丛书能帮助读者获取有效实用的健康知识和信息，形成健康的生活方式，实现健康素养人人有，健康生活人人享。

张凤楼

2021年5月

前言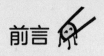

　　健康是人之根本。"民以食为天，药以安为先"，用药安全关系到人民群众的身体健康和生命安全，也是关系民生的大事。随着我国社会经济的发展，人民物质文化生活水平的不断提高，对健康的渴求也越来越强烈。作为防病治病的重要武器，药物是把双刃剑。合理使用药物，可以预防和治疗疾病；而不当用药，不仅会增加患者的痛苦，严重时还可能导致其他疾病。

　　一直以来，在国家的高度重视下，我国药品安全工作取得了长足进展，有效维护了广大人民群众的饮食用药安全。但在充分肯定成绩的同时，我们也应该清醒地看到，当前和今后一个时期，我国药品安全仍处于风险高发期和矛盾凸显期，时有问题发生。截至目前，全国居民健康素养水平总体上较2012年虽有稳步提升，但在基本知识、理念素养、基本技能素养等方面仍有很大进步空间，包括合理用药在内的基本医疗素养，能够正确阅读药品说明书的居民比例等。2019年10月，我国国家药品不良反应监测网络共收到药品不良反应或事件报告共149万余份，较2012年增长约25%。可见，我国城乡居民用药知识仍然匮乏，用药行为不规范现象依然存在，对合理用药知识的需求十分迫切。

　　一次不经意的不合理用药，可能会给患者乃至一个家庭带来不可挽回的痛苦和伤害。教育和引导居民了解一些用药的基本常识，增强合理用药的意识，形成良好的用药习惯是非常必要的。本书是"公众健康素养图解"丛书之一，选取家庭普遍关心的用药安全问题，比如如何选购和贮存药品、如何读懂药品说明书，以及正确的用药方法等。内容图文并茂、科学实用、贴近百姓生活，非常适合普通居民、医学生阅读，对于指导居民安全合理用药发挥了积极作用。

　　药品安全无小事，药品安全大于天。希望人人关心药品安全，家家享受健康幸福生活。掌握合理用药知识，养成科学用药习惯，提高居民健康素养，为您和家人健康保驾护航。希望本书能够为更多读者安全用药提供指导和帮助。

编　者

2021年3月

目录

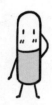

1 基础知识和理念

素养1 合理用药是要安全、有效、经济地使用药物，以保障身体健康/002

素养2 药物在机体内产生的药理作用和效应是药物和机体相互作用的结果/004

素养3 药物具有治疗效应和不良反应的两重性，其中不良反应要排除有意的或意外的过量用药及用药不当引起的反应/008

素养4 患者服药时应避免药物依赖（成瘾）性的发生，切勿自行滥用药品/011

素养5 为防止耐药性产生，应避免长期使用一种药物/012

素养6 处方药不能自行购买/013
☑ 专题 什么是药源性疾病/015

素养7 新药未必比老药好，进口药也未必比国产药高级，选择疗效确切、安全有效的药才好/016

素养8 保健食品只是一种辅助手段，不能代替药品/018
☑ 专题 药品与保健食品的区别/019

素养9 用药前务必认真阅读药品说明书，保障用药安全/020

1

☑ 专题　药品说明书中的适应证/021

素养10　小小药盒可不要随意丢弃/022

素养11　一种药品可能有多种商品名，应避免重复买药或买错药/024

素养12　网上售药应具备一定资质，消费者购药时注意查询核实/026

素养13　用药必须使用有效期内的药物，过期药物不能使用，以免发生不良反应/028

素养14　变质药品已不具备药品的正常疗效，继续服用可能会危害人体健康/030

素养15　家庭应常备些药品，以备不时之需/032

素养16　某些家庭常备药不宜长期存放，以免变质、过期，伤害身体/034

素养17　任何一种药物都有规定的适应证和用法用量，不可漏服，更不可在正常服药情况下，发现疗效不明显时盲目加药/036

素养18　服药时要注意"慎用""忌用"和"禁用"等事项，不能乱吃/038

素养19　不同给药途径所产生的药效各有不同/040

素养20　有些药片不能掰开吃，否则影响药效的充分发挥/043

素养21　服药时一般都应用足量的水送服，但也有一些药物服用时不宜多喝水/045

素养22　服药期间不能饮酒、喝茶（或咖啡）、抽烟等，同时务必要重视饮食禁忌/047

2 关注特殊人群的用药

素养23 给小儿用药应根据年龄特点和病情选用合适的剂型及给药途径/050

素养24 新生儿发热不可随意用药/052

素养25 长期使用抗生素可产生细菌耐药性，儿童应慎用/053

素养26 家长应关注儿童用药不良反应，以免给孩子健康带来伤害/055

素养27 接种疫苗是预防传染病最有效、最经济的手段，儿童出生后应按照免疫规划程序接种疫苗/056

素养28 儿童营养素的摄取应科学、均衡，切不可滥用/058

素养29 老年性高血压患者服用降压药时一定要遵医嘱，擅自调整剂量或换药等均不可取/060

素养30 老年人补钙是有一定规律的，要根据老年人的特点而定，不能随意补充/062

素养31 孕妇应在医生指导下使用药品，不可自行使用/064

3 常见疾病的用药常识

素养32 一旦感冒就用抗生素，病未必好得快，应选用一些对症治疗的药物/068

素养33 针对不同病因引起的腹泻，切勿滥用抗生素/070

素养34 腹痛原因复杂，在未明确诊断前切勿自行用药，应去医院就诊，以免延误病情/072

素养35 常因微生物感染引起，表现为腹泻、恶心、呕吐等症状的急性胃肠炎患者应慎用抗生素/074

素养36 泻药不能从根本上改善便秘，不可长期滥用/076

素养37 头痛的原因复杂，不可自行服用止痛药/077

素养38 肝炎患者不能滥用保肝药，各种肝炎用药宜少而精/078

素养39 痤疮的治疗方法很多，但临床效果却因人而异，需做好打持久战的心理准备/080

素养40 心血管疾病患者应合理应用小剂量阿司匹林/082

☑ 专题 服用阿司匹林的注意事项/084

素养41 痰黏稠患者不宜用强力镇咳药止咳/085

素养42 高血压病患者除急症时需要快速降压外，多数情况下管理血压应平稳和缓/086

素养43 关注血糖变化，控制糖尿病危险因素，糖尿病患者应加强自我管理/088

素养44 糖尿病患者要根据个人情况、并发症情况、胰岛功能情况来决定是否终身注射胰岛素/090

素养45 糖尿病需要多种手段综合管理/092

素养46 扭伤后根据伤势轻重自行用药处理或到医院就医/095

素养47 关注更年期综合征女性健康，服用雌激素前先询问医生意见/096

素养48 了解中暑症状，会正确服用常见防中暑药物/098

☑ 专题 中暑的正确急救措施/100

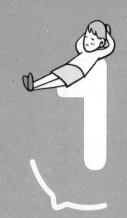

1

基础知识和理念

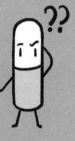

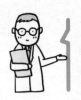

合理用药是要安全、有效、经济地使用药物，以保障身体健康

　　所谓合理用药，就是要安全、有效、经济地使用药物，如优先使用基本药物，使用根除病原治愈疾病、延缓疾病进程、缓解临床症状、预防疾病发生、调节人体生理功能的药物等。不合理用药会影响健康，甚至危及生命。

　　合理用药有一定的基本原则，要遵循能不用就不用、能少用就不多用，能口服不肌内注射、能肌内注射不输液的原则（注意：婴幼儿例外）。

能不用就不用、能少用就不多用

任何药物都有不良反应，所以要谨慎用药。有些疾病并不需要服用药物，如普通感冒，只要注意休息、戒烟、多喝水等，一般5～7天即可自愈。同时应避免服用多种药物，因为不同药物之间有可能会发生相互作用，影响药效，甚至可能会危害身体健康。

能口服不肌内注射、能肌内注射不输液

给药方式对药物的吸收速度由慢到快顺序为：口服＜肌内注射＜输液（静脉滴注）。其中输液是将药物直接输入血液，不良反应的发生率最高，主要用于病情危重或特殊患者的治疗，严重者可导致休克，甚至危及生命；而口服方式尽管药效慢，但是最安全、最经济的。因此，选择给药途径时应遵循国际公认的原则，即根据病情能口服的就不注射，可以皮下或肌内注射的就不输液。

遵医嘱，不可擅自盲目用药

如果没有明确的诊断，不要擅自盲目用药。患病后一定要请医生诊断明确，切勿因是"小病小痛"而擅自用药，造成病情的延误或不良反应的发生。另外，在医生给予药物治疗方案后，切不可随意自行更改、漏服，不可叠加，更不要过分迷信如新药、进口药、贵重药、保健药品等药物的疗效，以免导致滥用药物，影响身体健康。

用药后要密切注意病情的发展

医生配给药物后，要按医嘱用药，并随时注意观察、注意病情的变化，及时反馈出现的各种异常情况，供医生调整治疗方案。若出现严重不良反应要及时停药就诊。

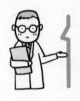

药物在机体内产生的药理作用和效应是药物和机体相互作用的结果

　　药物在机体内产生的药理作用和效应是药物和机体相互作用的结果，受药物和机体的多种因素影响。

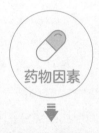

药物因素

机体因素

| 药物剂型、剂量和给药途径、合并用药与药物相互作用 | 年龄、性别、种族、遗传变异、心理、生理和病理因素 |

 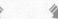

| 引起不同个体或是对药物的吸收、分布和消除发生变异，导致药物在作用部位的浓度不同 | 虽然药物浓度相同，但反应性不同 |

| 药物代谢动力学差异 | 药物反应个体差异 |

 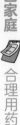

因此，在家庭用药时，不能忽视各种因素对药物作用的影响，要根据个体的情况，选择合适的药物和剂量，做到用药个体化。

1 剂量

不同药物剂量产生的作用是不同的。一般来说，在一定范围内剂量愈大，药物在体内的浓度愈高，作用也就愈强。不同个体对同一剂量药物的反应存在着差异。

2 制剂及给药途径

同一药物的不同制剂和不同给药途径，会引起不同的药物效应。一般来说，注射药物比口服吸收快，作用往往也较为显著。另外，有的药物给药途径不同，可出现不同的作用，如硫酸镁内服导泻，肌内注射或静脉滴注则有镇痉、镇静及减低颅内压等作用。

3 联合用药

两种或两种以上药物同时应用或先后应用，有时会产生一定的相互影响，如使药效加强或减弱，使毒副作用减少或者出现新的毒副作用，即我们常说的"配伍禁忌"。药物的相互作用或配伍禁忌都会影响药物的疗效及其安全性，因此应遵循医生的医嘱，不要自行用药，以免影响病情。

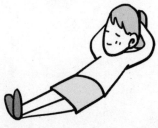

4 机体因素

<u>生理</u>：小儿、老年人、妊娠期和哺乳期妇女对某些药物的反应与成年人不同。

特殊人群	生理因素	用药注意事项
小儿	肝肾功能、中枢神经系统、内分泌系统等尚未发育完善	应用某些在肝内代谢的药物易引起中毒，一些经肾排泄的药物如巴比妥类、氨苄西林、地高辛等排泄缓慢，应用时剂量必须减少
		肾上腺皮质激素可影响蛋白质和钙、磷的代谢，小儿处于生长发育阶段，如长期应用可能影响其生长发育
老年人	生理功能和代偿适应能力都逐渐衰退，对药物的代谢和排泄功能降低	用药剂量一般应比成年人用量少
妇女	妊娠期和哺乳期	由于某些药物能通过胎盘进入胎体或经乳汁被乳儿吸入体内，有引起中毒的可能
		一些药物如激素、抗代谢药物等，可致畸胎或影响胎儿发育

病理：各种疾病状态都可能对药物作用产生影响，其中影响较大的包括肝脏疾病、肾功能损伤、心脏疾病、甲状腺疾病及胃肠道功能失常等。

疾病	对药物的影响
 肝脏疾病	影响药物的代谢酶活性，使药物消除变慢，半衰期延长，引发毒性反应，如茶碱、利多卡因等
	肝脏是合成白蛋白的器官，肝硬化患者产生严重的低蛋白血症时，蛋白结合率降低，使药物的游离浓度增高
 肾功能受损	使主要由肾脏排泄的药物清除变慢，可能引起不良反应，如氨基糖苷类、地高辛、锂盐等药物

遗传：遗传对药物作用的影响已日益引人注意，它涉及与药物转运有关的蛋白、药物作用的受体以及药物代谢酶系等。

生活习惯：吸烟、饮食等对药物作用的影响也很大，因此，要养成良好的生活习惯，尽量做到戒烟戒酒。

5 环境因素

污染：工作环境中长期接触一些化学物质会对药物作用产生影响。

时间节律：人体与药物转运有关的许多生理功能，如心输出量、肝肾血流量、各种体液的分泌速度及pH值、胃肠运动等都存在着近日节律或其他周期的生物节律，这就使许多药物的体内过程呈现出相应的节律性，从而影响了药物的作用。

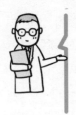

药物具有治疗效应和不良反应的两重性，其中不良反应要排除有意的或意外的过量用药及用药不当引起的反应

　　药物能治病但也可能有有害的反应，通常把这类有害的反应叫药品不良反应。

　　按照世界卫生组织国际药物监测合作中心的规定，药品不良反应是指正常剂量的药物用于预防、诊断、治疗疾病或调节生理功能时出现的有害的和与用药目的无关的反应。此定义排除了有意的或意外的过量用药及用药不当引起的反应。由此可见，药物的不良反应与因过量用药或用药不当引起的反应是有本质上的区别的，我们应正确看待药物的不良反应。

　　几乎所有的药物都可引起不良反应，只是反应的程度和发生率不同。虽然有些药物不良反应较难避免，但相当一部分是由于用药不合理所致，如阿司匹林是公认的比较安全的常用药物，但久服可引起胃肠道出血，诱发胃溃疡，或使胃溃疡恶化，导致溃疡出血、穿孔，长期服用还可引起缺铁性贫血，少数患者可引起粒细胞及血小板减少。

- 用药后出现恶心、呕吐、食欲减退、头痛、失眠、心慌等

副作用

- 比如有些药对消化道刺激性大，医生会告诉你要饭后服药，如果不按这个时间服用，就会出现消化道的不适反应等副作用

毒性反应

- 多因用药过量或用药时间过长引起，表现为扰乱机体的生理功能，或出现器官组织的显著病理改变
- 严重的毒性反应主要表现为对神经系统、造血系统、肝、肾和心血管系统的损害

过敏反应

- 也叫变态反应，是指有过敏体质的患者使用某种药物后产生的不良反应，如瘙痒、各种类型的皮疹、荨麻疹及过敏性休克等
- 与药物本身的药理性质无关，与药物剂量也没有直接关系，仅发生于过敏体质者，如有的人仅仅接触青霉素溶液就会引起严重的过敏反应
- 发生率不高，但有时后果严重，甚至可以致命，应引起足够的重视

特异质反应

- 极少数人应用某些药后产生与药理作用毫不相关的反应
- 有先天性特点，常存在遗传性酶缺陷，平时无表现，仅在应用某种药后才发病，如葡萄糖-6-磷酸脱氢酶缺乏症患者，应用某些氧化性药物后即可导致溶血

致畸作用

- 妊娠期妇女服药后对胚胎或胎儿的不良反应，所引起的反应相当大的程度上取决于妊娠妇女服药时的妊娠阶段
- 妊娠期的前3个月，药物对胎儿的影响最大，容易引起胎儿畸形

后遗效应

- 指停药以后血浆药物浓度已降至最低有效浓度以下时残存的药理效应
- 后遗效应时间的长短因药物不同而异
- 少数药物可引起永久性器质性损害，如大剂量呋喃苯胺酸、链霉素等可引起永久性耳聋

继发反应

- 指继发于药物治疗作用之后出现的一种反应，也称为治疗矛盾
- 长期应用广谱抗菌药后，由于改变了肠道内正常存在的菌群，敏感细菌被消灭，不敏感的细菌或真菌则大量繁殖，外来细菌也乘虚而入，从而引起二重感染，导致肠炎或继发性感染，尤其常见于老年体弱、久病卧床的患者；并发肺炎而用大剂量广谱抗菌药后，可见假膜性肠炎

药物依赖性

- 指长期使用某些药物后，药物作用于机体产生的一种特殊的精神状态和身体状态
- 药物依赖性一旦形成，将迫使患者继续使用该药，以满足药物带来的精神欣快感和避免停药出现的机体不适反应

 因此，在服用药物过程中，要认真阅读药品说明书，注意观察药物的疗效和不良反应，一旦发生药物不良反应需立刻停药观察，必要时应及时寻求医生的帮助。

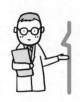

素养 4

患者服药时应避免药物依赖（成瘾）性的发生，切勿自行滥用药品

当我们反复应用某些药物时，会产生一种强烈的继续使用的欲望，以便从中获得满足感或避免断药引起的不舒适感，这就是人们常说的"药物依赖性"，也有人称为"成瘾性"。它可使人丧失意志，削弱劳动能力，行为堕落，甚至走上犯罪道路，危害社会。因此，患者服药时应严格遵医嘱，切勿自行滥用药品，尤其是镇静催眠药和镇痛剂等，避免药物依赖性的发生。

药物依赖性	
 身体依赖性	• 由于反复用药，使身体形成一种适应状态，用药者渴求不定期使用某种药物，以得到欣快感 • 中断用药后产生严重的戒断反应，造成躯体方面的损害，使人非常痛苦，甚至有生命威胁 • 常见的有吗啡、可待因、哌替啶等
 精神依赖性	• 也称生理依赖性，为了追求欣快感而定期连续地使用某种药物，中断用药后引起严重的戒断反应，但用药者有追求用药的强烈欲望，产生强迫的用药行为，也称"觅药行为" • 常见的有某些催眠药等

素养 5

为防止耐药性产生，应避免长期使用一种药物

1 有的人连续服用某种药物后，身体出现对该药物的敏感性（反应性）降低，需要增加用量，甚至接近中毒量才能产生原有的治疗作用，这种现象称为药物耐受性，也就是人们常说的"耐药性或抗药性"。就像长期喝酒的人对酒精的耐受性较大一样，反复应用某种药物逐渐产生的耐受性称为后天获得耐受性。对于这种耐受性只要经过足够的停药时间，其耐受性便可消失，因此不必过于担心。

2 通常，为了防止耐药性产生，应避免长期使用一种药物，可以采取间歇用药或与同类药物中的其他药物交替使用。但有少数患者对从来没用过的药物也能耐受很大的药量，这种先天耐药性可长期保留。

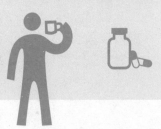

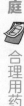

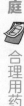值得注意的是，在剂量不足或不恰当地长时间使用某一种药物时，更易产生药物耐受性，对产生耐药性后的病原体使用抗生素往往导致治疗失败。因此，使用抗生素应在医生或药师指导下合理使用。

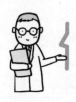

素养 6

处方药不能自行购买

当我们在零售药店购买处方药时，药店都会要求出具医师开具的处方，很多人觉得麻烦，认为"买点抗生素什么的还要去医院开处方，没必要"。那么，为什么凭医生开具的处方才能购买处方药呢？

国家法律法规的要求

由处方药的特点决定

根据我国《药品流通监督管理办法》和《药品经营质量管理规范实施细则》的相关规定，要求药店应凭处方销售处方药，无医师开具的处方不得销售处方药。

处方药是指必须凭执业医师开具的处方才可以调配、购买，并且要在医生、护士、药师及其他医疗专业人员的监督和指导下才可使用的药品。因此，处方药不能凭自己判断使用。

不同处方药的用药剂量不尽相同：

① 有些药物需要根据患者生理状态选用药品，或者在用药前后需要做一些特殊检查，如强心药、降糖药、降压药等。

⑧ 有些药物会逐渐产生耐药性，从而使药物的治疗作用减弱、不良反应凸显，如部分注射剂或长期使用的药物、一些抗生素等。

② 有些药物剂量需要根据患者病情调整，如降压药、降糖药等。

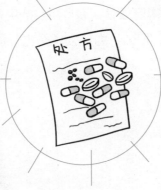

⑦ 有些药在与其他药物或某些食物共用时，会产生相互作用，或者增加或者减少药物的吸收，如一些降压药、降脂药不宜与西柚同时服用。

③ 有些药物第一次用量和以后维持使用剂量不同，如镇痛药等。

④ 有些药停用时需要慢慢减量，如糖皮质激素类药物、酒石酸美托洛尔等。

⑤ 有些药需要逐渐加量，如一些治疗心力衰竭的药物等。

⑥ 有的药物不良反应发生概率较大，有一定的治疗风险，需要在医生评估过用药风险和健康收益后再决定是否使用。

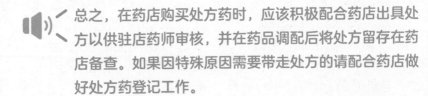 总之，在药店购买处方药时，应该积极配合药店出具处方以供驻店药师审核，并在药品调配后将处方留存在药店备查。如果因特殊原因需要带走处方的请配合药店做好处方药登记工作。

什么是药源性疾病

药源性疾病，又称药物的诱发性疾病，指在药物使用过程中，如预防、诊断或治疗中，通过各种途径进入人体后诱发的生理生化过程紊乱、结构变化等异常反应或疾病，是药物不良反应的后果。如庆大霉素引起的神经性耳聋，肼屈嗪引起的红斑狼疮等。

药源性疾病可分为两大类：

第一类是由于药物不良反应、剂量过大导致的药理作用或由于药物相互作用引发的疾病。这一类疾病是可以预防的，其危险性较低。

第二类为过敏反应或变态反应或特异质反应。这类疾病较难预防，其发生率较低但危害性很大，常可导致患者死亡。

影响药源性疾病的因素一方面与患者本身状况有关，如年龄、营养状况、精神状态、生理周期、病理状况等；另一方面与医药人员在用药过程中的不当行为有关，如过量长期用药、不恰当使用药品、多种药品的混用等。

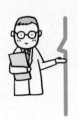

新药未必比老药好，进口药也未必比国产药高级，选择疗效确切、安全有效的药才好

有些人认为新药比老药好，进口药比国产药好，于是千方百计地寻求某些新药和进口药。但事实果真像这些人所想的那样吗？

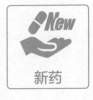

新药

新药是指未曾在我国上市销售过的药品。它的上市无疑为某些疾病的治疗带来了福音和希望。可由于新药应用的时间短，使用的临床病例数有限，潜在的药品不良反应往往还未被发现，仍处在一个不断被认识、被检验的过程中。甚至有的新药上市后不久，就由于严重的不良反应很快便从市场上撤回。新药的知名度之所以大，主要是因为部分厂商为了追求利润，在新药的宣传上言过其实，夸大了药品的疗效而对其不良反应避而不谈，给人们造成一种新药比老药好的错觉而已。可事实上，新药和老药只是按上市的早晚而言，并没有好次之分，不要一味追求新药。

进口药

进口药，一般来自国外发达国家的药厂，由于它们的研发基础、生产技术、品牌信誉等方面有一定优势，占有一定市场。但这并不是绝对的。随着我国经济实力的增强，许多药厂引进先进设备，改善生产条件，严格生产工艺，产品质量不断提高，有些产品的质量比国外同类产品还高。因此不要盲目崇拜进口药。

目前我国临床使用的很多国产老药，如治疗胃病的胃舒平，治疗肠炎的黄连素，还有百年老药阿司匹林等，都是疗效确切、安全有效、价格合理、临床不可缺少的常用药。

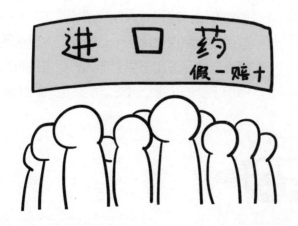

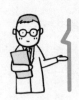

保健食品只是一种辅助手段，不能代替药品

保健食品

有些人把保健食品称为"保健类药品"，这是不正确的。保健食品指的是一种食品而非药品，并不具备治疗功能。凡是说能治疗某种疾病，疗效立竿见影的保健食品都不可信。所有明示或暗示其具有治疗作用的保健食品广告都是违规的。

另外，保健食品也不等同于一般的食品。为安全起见，购买时应咨询执业药师，仔细阅读说明书，注意查看生产日期和保质期。

总之，保健食品不能代替药物，切莫将保健食品当药吃。保健食品只能作为治疗疾病的一种辅助方法，起到对人体代谢"帮忙"的作用。有些保健食品仅适用于一些特定的人群使用，如延缓衰老之品适用于中老年人，促进生长发育之品适用于少年儿童，减肥之类适用于肥胖者等。

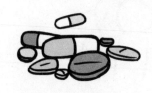

药品与保健食品的区别

保健食品是指声称具有特定保健功能或者以补充维生素、矿物质为目的的食品。即适宜于特定人群食用，具有调节机体功能，不以治疗疾病为目的，并且对人体不产生任何急性、亚急性或者慢性危害的食品。

保健食品与药品最根本的区别就在于保健食品没有确切的治疗作用，不能用作治疗疾病，只具有保健功能。现在，有些保健食品利用非法广告进行夸大宣传，号称能"包治百病"，广大居民一定不要受非法虚假广告的欺骗，有病要及时到医院就诊，以免耽误正常治疗，加重病情。

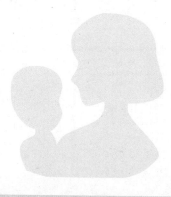

1 基础知识和理念

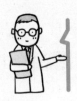

素养9

用药前务必认真阅读药品说明书，保障用药安全

有些人买药时没有看药品说明书的习惯，觉得只要对症就行，但这种做法是不正确的。药品说明书是药品的"身份证"，只有认真阅读药品说明书才能更安全有效地指导我们用药。

药品说明书主要包括警示语、药品名称、适应证、用法用量、禁忌、注意事项、不良反应、药物相互作用和保存条件等，这些与患者用药有关的内容，在用药前都应该认真阅读。否则，就会给安全用药带来隐患。如果有对其中不明白的内容，应该及时咨询药师或医师。

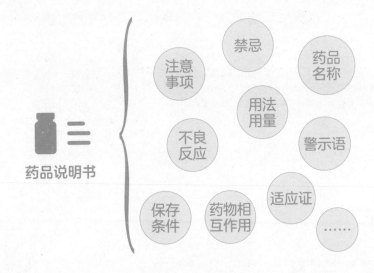

药品说明书中的适应证

　　适应证指某一种药物或治疗方法所能治疗的疾病范围，在有些说明书上是功能与主治。不同的药物会针对不同的病因和病症，因此患者买药、用药都必须看清药物的适应证，以便对症用药、避免错误用药。这一点对于OTC药品（非处方药品）尤为重要。另外根据说明书标示的内容，明确该药是预防、治疗、诊断、缓解症状或者辅助治疗某种疾病等。

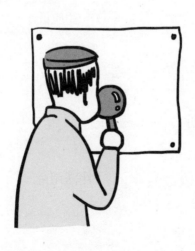

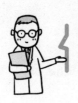

素养 10
小小药盒可不要随意丢弃

药盒上及其内的说明书包含：

1 药品名称

2 适应证
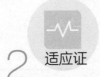

3 有效期

4 用法用量

5 批准文号

有的人觉得药盒很占地方，不便于携带，因此往往会在买药后将药盒丢掉。殊不知，药盒虽小，却包含着药物的重要信息。如果将其忽视，甚至随手丢弃的话，不仅会给服药带来诸多不便，还会给用药安全带来隐患。

总之，从某种意义上说，药盒是一个微缩的药品说明书，通过药盒能了解一些关于药品的重要信息，并且有助于分门别类地贮存药品。因此，小小药盒可不要随意丢弃。

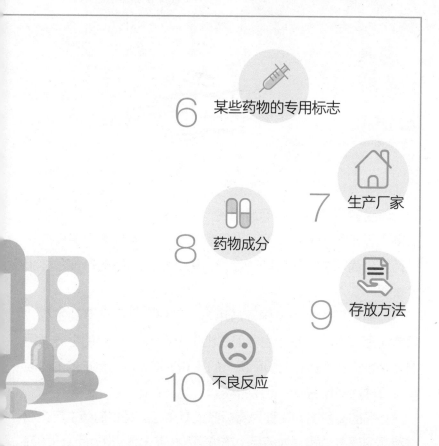

6 某些药物的专用标志

7 生产厂家

8 药物成分

9 存放方法

10 不良反应

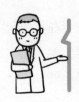

一种药品可能有多种商品名，应避免重复买药或买错药

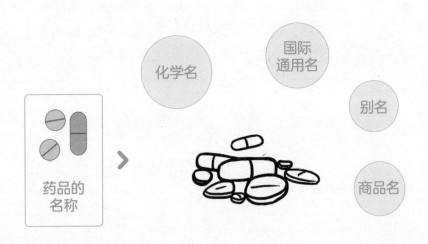

药品的名称分为国际通用名、商品名、别名、化学名等，很多人经常因为分不清商品名、别名，从而导致重复买药或买错药，进而可能影响疾病的治疗。因此认清药品的各种名称十分重要。

药品常用的名称是国际通用名，又称为国际非专利名称，通常缩写为INN，是由世界卫生组织（WHO）编定的世界通用的药品名称，为药物的国际统一的正式名称，可在全球范围内通用。每种药物仅有一个通用名称。

药品的商品名，又称为商标名或专用名，是由制药生产企业或药品的研发公司，为药品上市流通和保护知识产权而注册的商

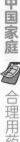

品名。一种药品由于生产企业、制剂工艺、商标注册、剂型和规格的不同，可能有许多商品名，如对乙酰氨基酚有必理通、泰诺林、百服宁、感诺等多种商品名，阿奇霉素有舒美特、泰力特、希舒美、维宏等多个商品名。

另有，一些药品还有习惯上的称谓，即别名，如对乙酰氨基酚又称扑热息痛，阿司匹林又称乙酰水杨酸，苯妥英钠也称大仑丁。但值得注意的是，别名不受使用的约束和法律的保护。

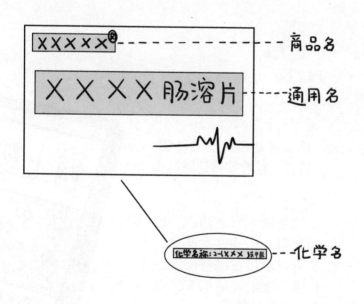

总之，一种药可以有多个名称，购买药物时一定要仔细询问和阅读药品说明书，以免重复买药或买错药，造成严重后果。

素养 12

网上售药应具备一定资质，消费者
购药时注意查询核实

网上购药指南

1　核实确认是药品监督管
理部门批准的售药网站。

2　主动咨询。网上药店一般
都配有专门的咨询药师，
您可以通过在线咨询专业
药师，详细说明情况，获
取有关购药建议。

3　分清药品和非药品，对
店家推荐的不熟悉的产
品，确认是否有药品批
准文号。

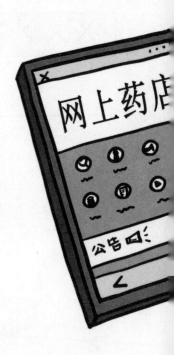

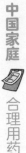

随着互联网药品交易的不断发展，由于其快速便捷的优点，使越来越多的人习惯于网上购药，但随之而来的是一些网上售药的安全隐患，如一些没有网上售药资质的药店，其销售的药品可能会存在安全风险。因此，我们在网上购药时，应注意查询核实药店的资质，以便于更安全放心地购买药物。

4 不要在网上买处方药。处方药是必须凭医生处方购买和使用的药品，一般消费者或者药师都不具备判断病情和处方用药的能力与权利。即使常见小病，或长期使用的药品，往往也需要根据病情由医生决定是否维持或调整原有用药。

5 特殊情况需及时就医。对于某些急需药品或不确定的身体不适，或有超过三天以上不适，建议您及时到医院就医。医事复杂，健康宝贵，不能自冒风险，耽搁病情。

6 注意药品验收。首先看药品外观有无破损，消费者必须当面开包验收。其次看产品的名称是不是您订购的药品。再次看产品是不是在有效期内。最后在极寒或极热天气里看药品的送货条件是否能保障适宜温度。

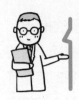

用药必须使用有效期内的药物，过期药物不能使用，以免发生不良反应

相信很多家庭都会在家中准备一些日常用药，如抗过敏药、感冒药、退热药等，但有的人由于不关注这些药物的有效期，等待需要用的时候才发现过期了，甚至有的人存在"刚过期不久的药还可以吃"的侥幸心理。但事实上，用药必须使用有效期内的药物，不能使用过期药物，否则可能会出现不良反应，甚至影响病情。因此，我们在用药前一定要记得查看药物是否在有效期内。

每种药品都有各自的有效期。有效期的表示方法通常有两种。

1 有效期至某年某月。如有效期至2014年1月，即到2014年1月31日前可视为有效期。

2 以时间长短表示。如有效期24个月，生产批号为2012年5月20日，则其有效期为2014年5月19日。

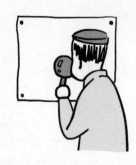

药品的失效期是指药品到了某一期限即失效，可以使用到所标示月份前一个月的最后一天为止。如标为"失效期为2014年9月"系指该药品应在2014年8月31日前使用，从2014年9月1日起为过期药品。即使是进口药物也必须按照这种表示方法用中文写明。

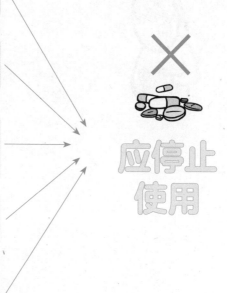

药片发霉、粘连、松散、花斑、潮解、糖衣片裂开变色

糖浆或口服液出现絮状物、发浑、有怪味

注射液或溶解后的针剂出现变色、发浑、沉淀、絮状物等

滴眼液如有浑浊、结晶、絮状物，说明已变质

眼药膏及其他油膏剂，发现失水、水油分层、酸败或有异臭味

应停止使用

需要注意的是，药品的失效期不是绝对的。即使在有效期内，使用时也要注意。

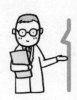

素养 14

变质药品已不具备药品的正常疗效，继续服用可能会危害人体健康

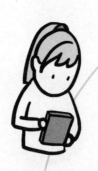

剂型

片剂

胶囊剂

冲剂

糖浆和口服液

眼膏及其他药膏

滴眼液、滴鼻液、滴耳剂

 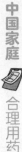
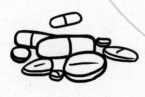

一般情况下，变质药品可以通过眼观、鼻嗅、手摸等方法来识别。以下介绍几种剂型的变质药品的快速识别方法。

快速识别药品变质的方法

颜色变黄；表面粗糙、松散、潮湿、有裂痕、黏手；片面有晶体样物质，或出现斑点、霉斑及有虫蛀；有特异臭味

胶囊变色、变形、软化、黏结；出现漏粉、发霉现象；有异味、异臭等

颗粒发黏、结块、溶化、有异臭或手捏成团的现象

液体中有大量沉淀，或出现块状及其他异物、霉团，或瓶口、标签出现霉变及破损

有异臭、酸败味、干结、液化变形、变色、水油分离、硬粒物等

出现结晶、絮状物、浑浊、变色等现象

素养 15

家庭应常备些药品，以备不时之需

家庭常备药品
的原则和方法

1　根据家庭人员的组
　　成和健康状况　　　⋯⋯⋯⋯⋯⋯

2　选择不良反应较小
　　的老药　　　　　　⋯⋯⋯⋯⋯⋯

3　选择疗效稳定、用
　　法简单的药物　　　⋯⋯⋯⋯⋯⋯

4　选择常见病、多发病
　　用药　　　　　　　⋯⋯⋯⋯⋯⋯

5　备药剂量不宜过多，
　　注意存放要得当　　⋯⋯⋯⋯⋯⋯

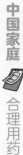

现如今很多家庭都常会在家中存放一些药品，以备不时之需。因此，怎样选择家庭常备药至关重要。其实，选择家庭常备药是有一定原则和方法的。

　　同时，药物存放时标记必须醒目，应分门别类、整齐有序，不能混杂凌乱。保存时除了要注意选择避光、干燥、密封、阴凉的地方贮藏药物外，还应选择儿童拿不到、成人使用又较方便的地方。

- 有老人和小孩的家庭，要特别注意准备他们用的药
- 家有高血压患者、结核病患者、冠心病患者、癫痫患者等，治疗这些病的药物应常备不断
- 家庭药箱严禁混入使家庭成员过敏的药物

具体内容

老药毒副作用已得到充分暴露，一般说明书上都有明确说明，容易发现和预防。新药由于使用时间短，可能会出现一些意想不到的反应，不适于家庭备用

尽量选择口服药、外用药，少选或不选注射药物

如感冒药、退热药、胃药、抗过敏药、降压药、降糖药、降脂药等

除个别需要长期服用的外，家庭常备药备量不可过多，一般够三五日剂量即可，以免备量过多造成失效浪费

1 基础知识和理念

素养 16

某些家庭常备药不宜长期存放，
以免变质、过期，伤害身体

整理常备小药箱注意事项：

不宜长期
存放的药物

① 易分解变质的药物，如阿司匹林、维生素C片剂等

② 有效期短的药物，如乳酶生、胃蛋白酶合剂等

③ 滴眼液，如青霉素、抗生素类滴眼液（妥布霉素及左氧氟沙星等贮存条件较高，有效期较短，久存后会失效）等

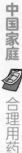

很多家庭常常会忽略家中"小药箱"的存放时间问题，使一些变质或过期的药物不能得到及时的处理。因此，家庭备药应定期分类、检查、整理，防止药品变质、过期，伤害身体。

🔊 **特别提醒：消毒、灭蚊蝇、灭蟑螂、杀鼠药决不可放在小药箱内，以免误服而铸成大错。**

① 无良好包装的药物，如包装不严密的中成药，冲剂、散剂、片剂等均易吸潮后变质发霉

② 未标明有效期、忘记购买日期及使用日期的药物不宜保留

③ 超过有效期的药品，无论外观有无变化，一旦过了有效期就不保留

④ 适应证和用法不明确的药物不保留

⑤ 抗生素类针剂不宜储备

⑥ 不常用的药物不宜保留，否则不仅不便管理，而且容易造成药品的混淆

不保留或不宜
储备的药物

1 基础知识和理念

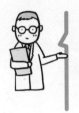

任何一种药物都有规定的适应证和用法用量，不可漏服，更不可在正常服药情况下，发现疗效不明显时盲目加药

合理用药不仅要对症用药，更要正确服用药物。药物剂量太小，无法达到治疗所需的血药浓度，起不到治疗作用；而药物剂量过大，势必会增加不良反应，给患者带来不必要的痛苦。因此用药时，一定要仔细阅读药物的说明书，或者向医生认真咨询，严格按照医嘱用药，切忌自我盲目服用。

不同的药物具有不同的剂量和用药间隔时间。如有的药物一日3次或一日4次服用，而缓释、控释制剂一日服用1次即可。

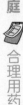

如果发现漏服药了会怎样？

- 如抗菌消炎药漏服了或拉长了服药间隔，会使血药浓度在一定时间内低于有效的抑菌或杀菌浓度，这不仅会影响疗效，还可加速细菌产生耐药性。
- 若降压药漏服了，会使已经控制平稳的血压再度升高，这对疾病的治疗和预后是非常不利的。
- 一旦发现漏服药了，漏服时间在两次服药间隔1/2以内时，应尽快补上。

- 如果发现漏服时间已经接近下次服药时间，则不必补服，按常规服药规律即可。
- 切不可在下次服药时加倍剂量服用，以免引起严重的不良反应。如降血糖药加倍服用，会引起低血糖；抗凝药华法林加倍服用会导致出血。

若正常服药，发现疗效不明显而盲目加药，会怎样？

- 不仅不能治愈疾病，反而会延误原有疾病的正常治疗，使原来的病情加重。
- 如患有高血压的糖尿病患者，其血压控制不达标，若自行加服利尿类的降压药如氢氯噻嗪，血压虽降下来了，但糖尿病却加重了，原因是氢氯噻嗪会使胰岛素分泌减少，诱发血糖升高。

疗效不明显时应怎么办？

- 考虑是否疾病发生变化了，应该立即到医院检查病情，医生会根据病情变化、药物作用等因素，综合考虑，制定出新的给药方案。

因此，为了避免漏服药品，最好把药装在小药盒内，随身携带。而对于药物的加减，我们应在医生的指导下进行，自己不可随意加减，以保证用药的安全、有效、合理。同时应注意，有些医生在开药时会用笔在药盒上标注药物的用法与用量，谨遵医嘱。

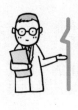

服药时要注意"慎用""忌用"和"禁用"等事项，不能乱吃

词语	区别
慎用	表示该药要谨慎使用，嘱咐程度最轻
禁用	指禁止使用，嘱咐程度最严厉
忌用	指不适宜使用或避免使用该药，嘱咐程度介于慎用和禁用之间

绝大多数的药品说明书上会印有"慎用""忌用"和"禁用"的注意事项，一般人可能对这三个词不太理解。它们都是对患者用药的提醒与警告，嘱咐吃药的人要注意，不能乱吃。这三个词虽只有一字之差，但嘱咐的轻重程度却大不相同。

药物不良反应情况	一般对象
一旦服用之后，须细心观察有无不良反应出现，如有就必须立即停止服用；如没有就可继续使用	小儿、老人、孕妇以及心、肝、肾功能不好的患者
一旦被误用会出现严重不良反应或中毒	如青光眼患者应禁用阿托品；对青霉素过敏者应禁用青霉素；喹诺酮类抗菌药对12岁以下的儿童禁用，18岁以前慎用
不良反应比较明确，发生的可能性很大	因人而异，不能一概而论。为了安全起见，在家庭用药时，凡遇到忌用药品最好不用

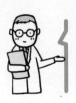

素养 19

不同给药途径所产生的药效各有不同

给药途径		优点
口服		最方便、最经济
注射给药		
皮下注射	药物注射后进入小血管随血流进入体循环，常用于蛋白质类药物和胰岛素给药	药物吸收快速、准确，药效可保持数小时、ㄧ天甚至更长
肌内注射	采用的针头更长，因肌肉位置深于皮肤	药物吸收比静脉注射慢，比口服快
静脉注射	针头直接插入静脉，进入血液	见效快，主要用于危重患者或特殊患者的治疗
舌下给药		药物吸收完全且速度快，仅次于气雾剂，快于肌内或皮下注射
经皮给药		可缓慢持续较长时间，避免药物在胃肠道被破坏，具有减少血药浓度波动、降低毒副反应、用药方便、患者依从性好等优点

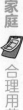

药物给药途径有口服、静脉注射（静注）、肌内注射（肌注）、皮下注射（皮下）等。药物还可舌下含化（舌下）、直肠灌注（直肠给药）、滴眼、鼻腔喷雾、口腔喷雾（吸入剂），也可皮肤局部（表面）或全身（经皮）给药。每种给药途径均有其特殊目的，各有利弊。

缺点
有些食物会影响口服药物的吸收；有些口服药物会刺激胃肠道，如阿司匹林和大多数非甾体抗炎药，所以有些药物必须空腹服用，有些则需餐后服用
产生过敏反应的概率一般高于口服给药；许多药物注射时有刺激性，如磺胺嘧啶钠、维生素B$_{12}$等
引起局部疼痛等损害
不良反应的发生率和严重程度要高于其他给药途径，严重者可导致休克，甚至危及生命
多数药物常发生吸收不全及不规则现象，且药效持续期比口服用药短，所以一般仅用于急救
受药物通过皮肤快慢的限制，仅用于日给药量少的药物

直肠给药

以药物与蜡状物混合制成的栓剂形式，通过肛门将药物送入肠管，通过直肠黏膜迅速吸收进入体循环，发挥药效。一般适用于丧失吞咽能力、限制饮食和外科手术后不能口服患者，以及泌尿系统及男科疾病患者。

雾化吸入给药

是药液以气雾状喷出，由呼吸道吸入的一种给药方法。只有少数药物如气体麻醉剂和雾化抗哮喘药物（置容器中定量供给）用此途径。主要用于呼吸系统疾病的治疗。

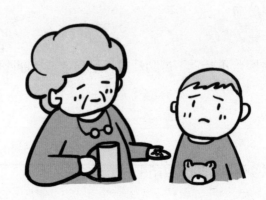

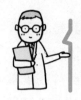

有些药片不能掰开吃，
否则影响药效的充分发挥

　　在常用的药品当中，有些是肠溶片，它是一种在胃液中不崩解，而在肠液中能够崩解、吸收的片剂，将药物制成肠溶片是为了满足药物性质及治疗的需要。因为许多药物在胃液酸性条件下不稳定，易分解失效或对胃黏膜有刺激性；还有的药品只有在肠道中才能够更好地吸收。为了充分发挥药物的治疗作用，就在这些药物的外面包上一层只能在碱性肠液中溶解的物质——肠溶衣。

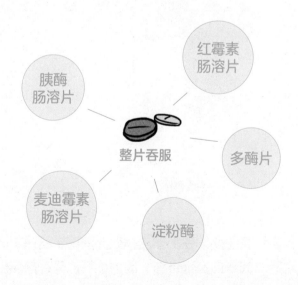

有些人感觉吞咽一粒胶囊或一片药很困难，尤其是老年人因唾液分泌减少，吞咽胶囊或药片更加困难。这种情况在服药前可先漱漱口，或先喝些温水以湿润咽喉，然后将药片或胶囊放在舌的后部，喝一口水咽下。如果确实因整颗（片）药吞服有困难，建议咨询医生是否可将药片研碎或将胶囊内药物倒在汤匙内，用温水混匀，再服用。

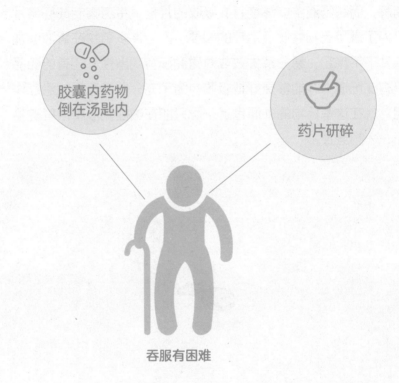

胶囊内药物倒在汤匙内

药片研碎

吞服有困难

需要注意的是，在上述这样做之前一定要详细阅读药品说明书或者向药师咨询，因为缓释剂等片剂和胶囊不能掰开或研碎服用，必须整颗（片）咽下。

素养 21

服药时一般都应用足量的水送服，
但也有一些药物服用时不宜多喝水

为了减弱部分药物对机体的损害，降低对肾脏的毒性损伤，或出于治疗的需要，临床上会采用一种水化疗法，即在服用某些药物后须每日大量饮水。

抗痛风药

口服排尿酸药丙磺舒或苯溴马隆时，应饮水2000毫升以上，并适量加服碳酸氢钠或枸橼酸钾，以碱化尿液，防止尿酸盐在泌尿道沉积，形成尿酸石

排尿结石的药

如服用中药排石汤、排石冲剂、排石的西药后，均须多饮水，保持一日尿量2500~3000毫升，以冲洗尿道，稀释尿液，降低尿液中盐类浓度，减少尿盐沉淀的机会

磺胺类药

如服用磺胺嘧啶、磺胺甲噁唑、复方磺胺甲噁唑等药物时，应大量饮水，以利尿液冲走结晶

1 基础知识和理念

但还有些药物为避免其药效被破坏或降低，则服用时不宜多饮水。

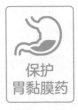

保护
胃黏膜药

如氢氧化铝凝胶、硫糖铝、枸橼酸铋钾等，服用前后半小时内不宜喝水、果汁等，也不宜进食，以便药物在食道、胃、肠道形成一层保护膜，增加保护和抗溃疡的作用

外周性
镇咳药

如复方甘草合剂、止咳糖浆、川贝止咳露等，服用后不宜马上进水，以免稀释药液或糖浆，破坏保护层，降低药效

苦味
健胃药

如龙胆酊、龙胆大黄酊等，用于促进胃液分泌，增加食欲，故服用后不宜喝水，以免冲淡苦味而降低健胃效果

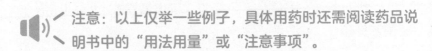

注意：以上仅举一些例子，具体用药时还需阅读药品说明书中的"用法用量"或"注意事项"。

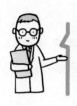

素养 22

服药期间不能饮酒、喝茶（或咖啡）、抽烟等，同时务必要重视饮食禁忌

服药期间注意事项	对药物吸收的影响

不宜饮酒

酒中含有乙醇，乙醇除了加速某些药物在体内的代谢转化，降低疗效外，也能诱发药品不良反应。

不宜喝茶

茶叶中含有大量的鞣酸、咖啡因、儿茶酚、茶碱，其中鞣酸能与多种含金属离子的药如钙、铁、钴、铋、铝等结合而发生沉淀，从而影响药品的吸收；茶叶中的咖啡因与助眠药的作用相悖。

不宜喝咖啡

咖啡会兴奋中枢神经，可拮抗中枢镇静药、助眠药的作用，患有失眠、烦躁、高血压者不宜长期饮用。且过量饮用咖啡，也使抗感染药物的血药浓度降低。

不宜抽烟

- 烟草中含有大量的多环芳香烃类化合物，可增加人体肝脏中药酶的活性，加快对药品的代谢速度。
- 吸烟可破坏维生素C的结构，使血液中的维生素C浓度降低。
- 烟草中的烟碱可降低呋塞米的利尿作用，并增加氨茶碱的排泄，使其平喘作用降低和维持时间缩短。
- 吸烟可使人对麻醉药、镇痛药和安眠药等的敏感性降低，药效变差，需要加大剂量来维持；同时降低抗精神病药氯丙嗪的作用，使患者易出现头晕、困倦、疲乏等不良反应。
- 吸烟可促使儿茶酚胺释放，减少皮肤对胰岛素的吸收，降低胰岛素的作用。

饮食禁忌

忌食生冷、辛热、油腻、腥膻、黏滑及有刺激性的食物，以免引起消化不良、胃肠刺激等。

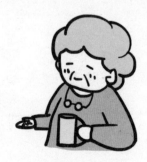

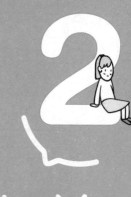

2

关注特殊人群的用药

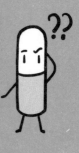

素养 23

给小儿用药应根据年龄特点和病情选用合适的剂型及给药途径

口服法

口服给药经济方便，且可减少注射给患儿带来的不良刺激，因此能口服时尽量口服给药，对较大患儿应鼓励其自己吃药。对婴儿及不会吞服药片、胶囊的小儿，可以选用水剂、冲剂、滴剂或干糖浆制剂，或将药片压碎加水溶化后再喂服（注意有些肠溶片及缓释制剂不可用此法）。有特殊味道的药物不可和食物放在一起喂。年龄较大的小儿服药时，家长一定要陪同，不能让孩子自行服药，以免发生误服或漏服的情况。

注射法

注射给药时一般药物起作用比口服快，重症、急症或有呕吐者多用此法；有些药物不能口服，或为增加疗效，亦需用注射法。注射法对小儿精神刺激较大，可造成一定的局部损伤，静脉注射较易出现反应，故应尽量减少不必要的注射用药。

给小儿用药应根据年龄特点和病情选用合适的剂型及给药途径。给药的种类及次数不宜过多，以免影响患儿的食欲与休息。

灌肠法

用此法药物吸收不稳定，加上婴幼儿又难以保留药液，故一般较少使用。

吸入法

对于一些呼吸道疾病如支气管哮喘、喉炎、肺炎等，用此法可以使药物应用于需要的部位。

局部表面给药法

如滴眼、滴鼻、滴耳、敷伤口、涂擦于皮肤等，主要是利用药物的局部治疗作用。给小儿使用外用药时须注意避免患儿用手抹入眼中或吃入口内，并注意适应证、用法等问题，不能因为是外用药而粗心大意。

其他

舌下含服、含漱等给药方法只用于能合作的较大患儿。对昏迷患儿必须用口服的药物时，可用鼻饲法注入。

2 关注特殊人群的用药

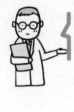

素养 24

新生儿发热不可随意用药

因为

新生儿体温调节功能很差，在服用退热药后，常可使体温忽然降低，出现皮肤青紫，严重者还可出现便血、呕血、脐部出血、颅内出血等，可因抢救不及时而死亡。

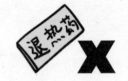

所以

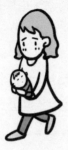

- 新生儿应谨慎使用退热药。
- 处理新生儿发热的最好办法是物理降温退热。

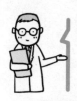

素养 25

长期使用抗生素可产生细菌耐药性，儿童应慎用

　　滥用和不规范使用抗生素可以引起细菌耐药性，有一些儿童因为经常使用抗生素，一旦病重时再用，效果就大受影响，这是因为长期使用抗生素，使体内的病菌产生了耐药性，再使用时大多数抗生素就都没有效果了。

有些家长认为价格贵的药物就好。

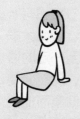

但抗生素绝对不是越贵越好，针对感染细菌的抗生素才是好的选择。

2 关注特殊人群的用药

还有的家长认为见效快的药才好。使用普通抗生素一两天后见孩子没有明显好转，马上换用其他的抗生素，或联合使用其他抗生素。这样的做法很容易导致抗生素耐药。其实对于急性感染，抗生素一般要用3~5天才能起作用。

请记住使用抗生素的原则是能用低级的不用高级的，用一种能解决问题的就不用两种。

另外有的家长给孩子无规律服药。大多数的家长都知道抗生素用多了不好，于是经常在病情有所缓解时，便自作主张将服用剂量减少。其实大多数抗生素的药效有赖于其在体内达到一定的浓度，如达不到，不但不能彻底灭菌，反而会使细菌产生耐药性。而为了尽快恢复健康而加大药物剂量的行为，也会造成同样的不良后果。

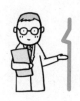

素养 26

家长应关注儿童用药不良反应，以免给孩子健康带来伤害

儿童用药后，家长应注意观察有无不良反应，并对用药情况做好记录。由于儿童常常无法表述清楚自己对药物的反应，如家长疏忽观察，一旦发生不良反应而不及时处理，可能会给孩子健康带来无法挽回的伤害。

药品不良反应是指合格药品在正常用法用量下出现的与用药目的无关的或意外的有害反应。

由于药品种类很多、疾病不同、个人遗传特质不同，药物不良反应千差万别，家长不易明确判断，在用药期间，家长应该注意观察、记录一些异常反应情况，一旦怀疑有药物不良反应的表现，应该第一时间带患儿和使用的药品（包装盒等）及时就诊，由医师进一步检查分析判断，并进一步指导处理。

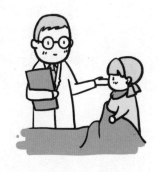

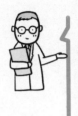

接种疫苗是预防传染病最有效、最经济的手段，儿童出生后应按照免疫规划程序接种疫苗

疫苗分为两类

 第一类疫苗，是指政府免费向公民提供，公民应当依照政府的规定受种的疫苗。

 第二类疫苗，是指由公民自费并且自愿受种的其他疫苗。

我国实施国家免疫规则，现纳入国家免疫规划的疫苗种类有乙肝疫苗、卡介苗、脊髓灰质炎疫苗、百日咳白喉破伤风联合疫苗、麻疹风疹联合疫苗、麻疹风疹腮腺炎联合疫苗、甲肝疫苗、A群流脑疫苗、A+C群流脑疫苗和乙脑疫苗、白喉破伤风联合疫苗、出血热疫苗、炭疽疫苗和钩端螺旋体疫苗，预防15种疾病。

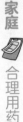

疫苗是指为预防、控制传染病的发生、流行，用于人体预防接种的预防性生物制品。相对于患病后的治疗和护理，接种疫苗所花费的钱是很少的。接种疫苗是预防传染病最有效、最经济的手段。

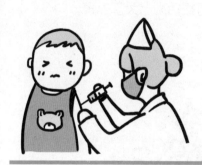

第二类疫苗是对第一类疫苗的重要补充，实际上有些第二类疫苗针对的传染病对儿童威胁很大，如流感、水痘等，患病后不仅对儿童的身体健康造成很大危害，也增加了经济负担。家长可以根据经济状况、孩子的身体素质，为孩子选择接种第二类疫苗。

我国对儿童实行预防接种证制度。儿童出生1个月内应办理预防接种证，每次接种疫苗时应携带预防接种证，儿童在入托、入学时需要查验预防接种证。预防接种是儿童的基本权利，儿童监护人应按照程序按时带孩子接种疫苗，因故错过接种的要尽快补种。

2 关注特殊人群的用药

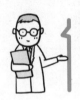

儿童营养素的摄取应科学、均衡，切不可滥用

　　凡是能维持人体健康以及提供生长、发育和活动所需要的各种物质称为营养素。现代医学研究表明，人体所需的营养素不下百种，其中一些可由自身合成、制造，但无法自身合成、制造，必须从外界摄取的有四十余种，可概括为七大营养素。

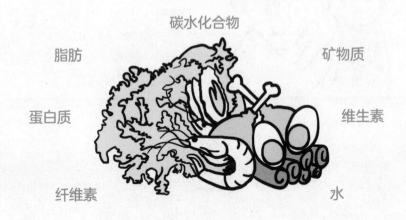

碳水化合物

脂肪　　　　　　　　　　　　　　　　矿物质

蛋白质　　　　　　　　　　　　　　　维生素

纤维素　　　　　　　　　　　　　　　水

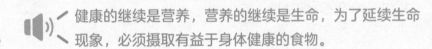

健康的继续是营养，营养的继续是生命，为了延续生命现象，必须摄取有益于身体健康的食物。

营养素的摄取、补充必须科学，营养均衡，既不能过量也不能缺失，由于生活水平的提高、食品加工方式的变革，营养过剩和营养素缺乏的现象都很突出。

营养过剩	营养素缺乏

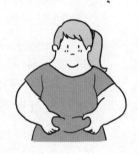

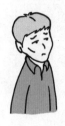

脂肪、蛋白质、碳水化合物过多摄取引起的肥胖

某些维生素、微量元素摄入不足导致的维生素、微量元素缺乏

是否补充营养素、补充什么营养素，都应该建立在缺什么补什么、缺多少补多少的基本原则之上，市场上种类繁多的营养素保健食品多数为复合制剂，含有多种成分，不符合上述补充的原则，很可能缺的东西没补够，不缺的东西补多了。如果确实想要补充营养素，家长应该带孩子到正规的、具有各种检测营养素技术手段和专业儿保医师的儿童保健中心，对孩子的身体是否缺乏营养素做全面的评价，力争判明缺什么、缺多少，然后再根据专业人士的指导进行补充。

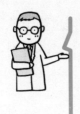

老年性高血压患者服用降压药时一定要遵医嘱，擅自调整剂量或换药等均不可取

服用降压药，一定要在内科医生的指导和监控下进行，擅自调整剂量或更换用药不可取。

坚持按医嘱用药，一次也不能忘记，即使血压已降至正常，症状完全消失，也应每天坚持用药。"这两天感觉挺好，用不着吃药了"是很多高血压患者常犯的错误。

讲究服药时间，如果每天只服一次药，以早晨7时为最佳服药时间；如每天需2次，则以早晨7时和下午5时为好；一日3次的短效降压药，可安排在早晨7时、中午2时、下午6时。一般降压药不宜在夜晚服用。

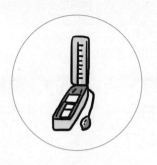
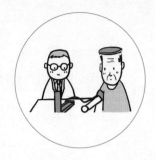

老年高血压患者服用药品，它的理想血压和年轻人一样，以缓慢降至收缩压低于140毫米汞柱，舒张压低于90毫米汞柱为宜，有时降不到理想标准，但收缩压应降至150毫米汞柱以下，越接近正常越好。

服用药物时应定期监测自己的血压水平，一般以每周测量2次为宜，如血压波动很大，应在每次服药前测量一次血压。

正在服用降压药者，应在因其他疾病就诊时告诉医生，避免用药不当而产生相互作用。

素养 30

老年人补钙是有一定规律的，要根据老年人的特点而定，不能随意补充

补钙应以食补为主

选择含钙量较高的食物，除牛奶外，还可选择如豆腐、豆浆、芝麻、扁豆、毛豆等含钙丰富的食物，同时注意营养的均衡。

补钙与锻炼身体相结合

要想钙能更充分地被身体吸收，应经常进行户外活动增加体内维生素D的合成，可进一步促进钙质的吸收。

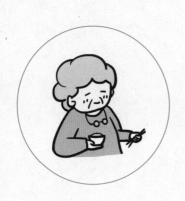

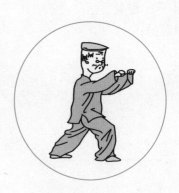

现在很多老年人都将补钙作为防治骨质疏松和衰老的主要措施之一。但老年人补钙是有一定学问的，不能盲目补，怎么补要视具体情况而定。

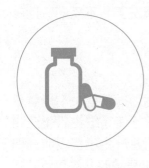

补钙应有用量限定

老年人自身代谢能力减弱，胃肠吸收能力也相对较弱，所以钙的摄入量应相应多一些，以增进吸收量，建议一般每天服用1200~1500毫克钙为佳。

补钙的同时应考虑其他疾病的影响

如糖尿病患者因排出大量尿糖时，伴有大量尿钙丢失；甲状腺功能亢进者，因机体代谢率增高，可造成骨质脱钙；神经损伤、瘫痪和长期卧床患者可并发骨质疏松；慢性腹泻、吸收不良、胆汁性肝硬化以及肝、胆、胰慢性疾病，对钙质和维生素D吸收不良；偏瘫、阻塞性脚部疾患、哮喘、高血压、动脉粥样硬化等疾病也伴有不同程度的骨质疏松等。患有这些疾病的老年人补充钙质时，最好根据医生的建议确定用量。

2 关注特殊人群的用药

素养 31

孕妇应在医生指导下使用药品，
不可自行使用

1 孕期在可用或可不用药的情况下，不用药；用药对疾病有益处时要用药。

2 用药时间能短就不要长，用药剂量能小剂量就不要大剂量。女性在妊娠期，即使是维生素类药物也不宜大量使用，以免对胎儿产生不良反应。例如，孕期大量服用维生素A会导致胎儿的骨骼异常或先天性白内障；又如，过量的维生素D可导致胎儿智力障碍和主动脉狭窄。

3 应在医生指导下用药，孕妇不要擅自使用药品。很多药物对胎儿有害，如果不在医生指导下自行购药服用，其后果非常严重。

4 尽量避免在妊娠早期行药物治疗。在孕早期，若仅为解除一般性的临床症状或病情尚轻容许推迟治疗者，则尽量推迟到妊娠中、晚期再治疗。

中国家庭 合理用药

为了降低药物对胎儿可能造成的不良影响，应遵循以下一些孕期用药的基本原则。

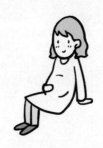

5 分娩前忌用药。有些药物在妊娠晚期服用，易导致新生儿黄疸。有些药物则易通过胎儿血-脑屏障，导致新生儿颅内出血，故分娩前一周应注意停药。

6 谨慎选择治疗药物。妊娠期用药应选用药效确切、安全性高的药物。新药和老药同样有效时应选用老药，因新药大多未经过药物对胎儿影响的充分验证，故对新药的使用更须谨慎。

7 尽量单一用药，避免联合用药。例如，许多感冒药都是复方制剂，成分复杂，故不主张在孕期使用，如果需要用药，则可使用单一抗病毒的药物，成分越简单越好。另外许多人认为中药比较安全，其实中药也有毒性大的药物；而且许多中成药都是复方制剂，使用时应该考虑到其中的成分对孕妇及胎儿有无危害。所以说中药也并不是绝对安全的。

3

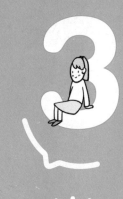

常见疾病的
用药常识

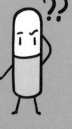

一旦感冒就用抗生素，病未必好得快，应选用一些对症治疗的药物

抗生素只对细菌有杀灭或抑制作用，对感冒病毒其实无能为力。若要减轻症状，缩短病程，感冒期间应选用一些对症治疗的药物。

1

头痛、头晕、全身肌肉酸痛

▽

可选用解热镇痛药

▽

如对乙酰氨基酚、阿司匹林、布洛芬等

2

鼻塞严重者

▽

可选用鼻黏膜血管收缩药

▽

如伪麻黄碱或1%麻黄素溶液滴鼻

感冒是一种常见的呼吸道感染性疾病，是由多种病毒感染引起的，主要表现为头晕、咳嗽咳痰、鼻塞、流鼻涕、呼吸困难等症状，目前感冒没有特效的治疗药物。一旦感冒，只要注意休息、戒烟、多饮白开水、保持口腔和鼻腔清洁、进食易消化食物，同时经常开窗，保持室内空气清新，一般5~7天即可自愈。

③

流清鼻涕
∨
可选用抗过敏药
∨
如氯苯那敏（扑尔敏）、苯海拉明等

　　所以感冒一开始就服用抗生素，不但对治疗无益，还会引起药物不良反应和细菌耐药性的产生。

但当感冒后出现咳嗽频繁，伴黄稠黏痰、发热、咽疼等继发性细菌感染的情况时，应到医院检查，医生会根据病情选用相应的抗生素进行治疗。

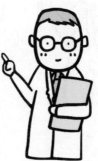

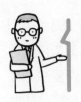

针对不同病因引起的腹泻，切勿滥用抗生素

腹泻是胃肠道的分泌、吸收和运动功能异常，常见的临床表现有：

起病急、伴发热、粪便类黏液脓血、腹痛且有里急后重感觉，多为肠道感染性疾病

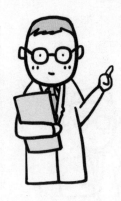

肠易激综合征、吸收不良综合征、炎症性肠病等患者的腹泻，可长达数年或数十年之久，且常呈间歇性发作

对肠道感染性疾病引起的急性腹泻，根据大便常规、细菌培养及药物敏感试验的检查结果，可给予相应的抗生素治疗，如甲磺酸左氧氟沙星、左氧氟沙星等。

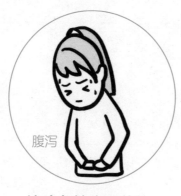

腹泻

治疗急性腹泻药物

① 甲磺酸左氧氟沙星   ② 左氧氟沙星

需要特别注意的是，对于非肠道感染性疾病引起的腹泻，千万不能滥用抗生素。因为滥用抗生素，会导致肠道菌群失调，即一些易被抗生素杀死的细菌数急剧减少，而对那些抗生素有耐药性的细菌却大量繁殖。这时很容易出现这些耐药菌株的感染（医学上称为"二重感染"），治疗起来更为棘手、复杂。

素养 34

腹痛原因复杂，在未明确诊断前切勿自行用药，应去医院就诊，以免延误病情

腹痛病因未明时，慎用止痛剂，尤其是麻醉性镇痛剂，以免掩盖病情，延误诊断，应尽快去医院就诊。

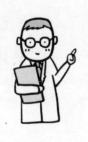

症状

腹部一阵阵绞痛

右下腹疼，还乱窜

大吃大喝后肚子疼

右侧腹部刀割样绞痛

育龄女性整个腹部疼

男性腰腹部、生殖器疼

腹部有个包，剧痛

心脑血管患者突然腹部绞痛

有些腹痛起病急、变化快、病情重，可能是阑尾炎、胆管炎、肠梗阻等，需急诊手术治疗，若忍痛不就诊或自行吃止痛药，会拖延抢救治疗时间，造成严重的后果，甚至危及生命。

可能病因	严重后果
肠梗阻	肠穿孔、肠坏死、休克
阑尾炎	阑尾穿孔、脓肿
胰腺炎	胰腺脓肿、感染、死亡
胆囊炎	结石性肠梗阻、胆囊癌
宫外孕	大出血
泌尿结石	休克
嵌顿疝	肠壁缺血坏死
肠系膜血管栓塞	肠坏死

常因微生物感染引起，表现为腹泻、恶心、呕吐等症状的急性胃肠炎患者应慎用抗生素

急性胃肠炎通常因微生物感染引起，也可因化学毒物或药品导致，一般表现为腹泻、恶心、呕吐及腹痛。

健康的成年人

胃肠炎通常只会引起不适感及生活上的不便，并不会导致严重后果。

病重、虚弱、年幼或年老的患者

可能引起脱水和电解质紊乱，严重时可危及生命。

虽然抗生素可以杀死致病菌，但抗生素的使用可能也会导致肠道菌群失调而引起腹泻或促进耐药菌生长，即使胃肠炎的致病菌已经明确，通常也不建议使用抗生素。除非某些病原菌（如弯曲杆菌、志贺菌、霍乱弧菌等）感染引起较严重的疾病时，需使用抗生素。

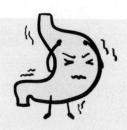

对于病毒感染所致的胃肠炎，抗生素并无效果。寄生虫感染所致的胃肠炎需使用抗寄生虫药物。

发生急性胃肠炎时最重要的是补充水和电解质。

1 通常患者只需卧床休息并饮用足量的水分（如口服补液盐溶液）即可。即使是呕吐的患者也要尽量多饮水。

2 如果呕吐或腹泻持续时间较长或有严重脱水，有必要进行静脉补液。碳酸饮料、茶、运动饮品、含咖啡因的饮料及果汁并不适用于补液。

3 如果腹泻持续时间超过24~48小时并且没有迹象表明有更严重的细菌感染，可加用止泻药。呕吐剧烈时可加用止吐药。

4 儿童出现急性胃肠炎症状时不建议使用止吐药和止泻药，应到医院及时就诊。

3 常见疾病的用药常识

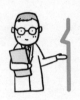

素养 36

泻药不能从根本上改善便秘，不可长期滥用

泻药能增加肠内水分，促进蠕动，软化粪便或润滑肠道以促进排便，临床上主要用于功能性便秘，是一种对症的治疗方法，并不能从病因层面改善便秘，因此不可长期滥用。在应用泻药时应注意以下几点。

1 泻药禁用于呕吐、腹泻患者，或严重腹痛、肠炎、肠梗阻、阑尾炎及其他急腹症患者。

2 肾功能不全患者禁用含镁、钾的泻药。

3 2岁以内的幼儿禁用泻药灌肠。

4 切忌久用泻药，可经常食用富含纤维素和容积大的食物，进行适当的体力劳动，养成定期排便的习惯，逐渐改善便秘情况。

5 泻药可引起轻度的腹痛，如遇腹痛过重、直肠出血或肠功能突然发生改变，应立即就医。

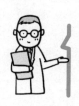

素养 37

头痛的原因复杂，不可自行服用止痛药

① 患散光、近视、远视、青光眼等症的患者，用眼时间过长而引起头痛

② 鼻窦炎、中耳炎

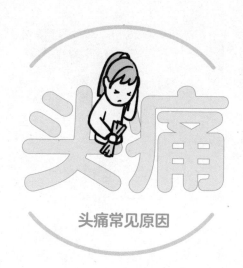

头痛常见原因

③ 各种急性传染病

④ 各种中毒、高血压、神经衰弱等

⑤ 脑卒中、脑血管痉挛、脑膜炎、脑肿瘤等

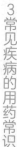

一般不宜自行服用止痛药，应在医生指导下，在针对病因治疗的同时，口服解热镇痛药以缓解疼痛。

肝炎患者不能滥用保肝药，各种肝炎用药宜少而精

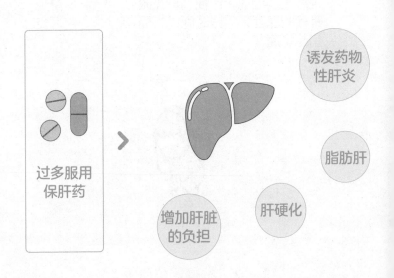

过多服用保肝药

诱发药物性肝炎

脂肪肝

肝硬化

增加肝脏的负担

　　肝脏是人体最大的代谢器官，大多数药物都要在肝脏内分解、转化、解毒，过多服用保肝药会增加肝脏的负担，甚至会诱发药物性肝炎。

　　长期服用保肝药还会增加患者对药物的依赖心理，干扰用药的科学性和针对性，对身体有害的药物不良反应也会随之发生。

不同药物之间的相互作用往往会导致肝细胞再次受损，演变成脂肪肝或肝硬化。

保肝药合理应用原则

去因原则

保肝药物起辅助治疗作用，保肝治标，去因治本（例如病毒性肝炎，应以抗病毒治疗为主）。

用药宜简原则

不超过3种，同类药物不宜重复使用。

个体化原则

结合患者年龄、病因、病情、经济等情况合理用药。

减负原则

（即减轻肝脏负担）

避免滥用成分不明的药物。

痤疮的治疗方法很多，但临床效果却因人而异，需做好打持久战的心理准备

痤疮的治疗方法虽然很多，但临床应用中的实际效果却因人而异。因此，若一种疗法使用一定时间后效果不佳，可根据医生指导更换另一种疗法。外用药应先做小面积试验，无不良反应后再扩大使用。联合用药时要注意药物的相互作用，以便发挥药物的最大效应，取得理想的效果。

 常用药物

雌激素

肾上腺皮质激素（如泼尼松、地塞米松等）

四环素

锌制剂（如硫酸锌、醋酸锌等）

维生素A和维生素E

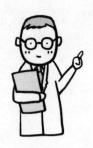

痤疮，俗称粉刺、青春痘，是一种毛囊皮脂腺的慢性炎症性皮肤病，主要好发于青少年，对青少年的心理和社交影响很大。轻型痤疮将随着年龄的增大不治而愈。重型痤疮则一定要在医生指导下合理用药。自行用药，或不遵医嘱、盲目加大药量，可能会产生其他不良反应。

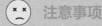 注意事项

体内雌激素水平明显升高，少女长期服用可致子宫内膜过度增生而引起出血

过量使用可出现医源性肾上腺皮质功能紊乱，使皮肤产生继发性损害，表现为多毛、易感染等

合并感染时使用，但长期使用易产生菌群交替症和其他不良反应

易与胃酸发生作用，形成氯化锌

每天服用18 000国际单位的维生素A，连续3个月之后，则易产生慢性中毒，表现为厌食、口唇皲裂、毛发干枯和脱皮等；维生素E不良反应虽小，大量口服也可引起轻度恶心，长期应用还会导致月经紊乱

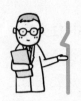

心血管疾病患者应合理应用小剂量阿司匹林

1　高血压合并稳定型冠心病、心肌梗死、缺血性脑卒中以及合并周围动脉粥样硬化疾病患者，需应用小剂量阿司匹林（100毫克/天）进行二级预防。

2　合并血栓症急性发作，如急性冠脉综合征、缺血性脑卒中、闭塞性周围动脉粥样硬化症时，通常在急性期可给予负荷剂量（300毫克/天），之后应用小剂量（100毫克/天）作为二级预防。

3　高血压合并心房颤的高危患者宜用口服抗凝剂如华法林，中低危患者或不能应用口服抗凝剂者，可给予阿司匹林。

所有抗血小板药物都有出血风险，但合理使用阿司匹林其获益远远大于风险。研究结果显示，血压控制良好的高血压患者，阿司匹林并不会增加颅内出血风险。

对于应该进行血压控制的高血压患者，可以考虑使用阿司匹林

4 高血压伴糖尿病、心血管高风险者可用小剂量阿司匹林（75~100毫克/天）进行一级预防。如果没有禁忌证，下述3类高血压患者应该考虑使用阿司匹林。

 50岁以上　单纯高血压人群，血压控制良好，无禁忌证。

 50岁以下　高血压患者，合并下述任一危险因素或疾病：吸烟、肥胖、糖尿病、冠心病家族史、血脂异常，血压控制良好，无禁忌证。

 血栓性疾病　有血栓性疾病（冠心病、脑梗死、外周动脉疾病），无禁忌证，血压控制良好的高血压患者。

5 阿司匹林不能耐受者可用氯吡格雷（75毫克/天）代替。

服用阿司匹林的注意事项

☐ 在血压控制稳定（＜150/90毫米汞柱）后开始应用。

☐ 服用前应筛查有无发生消化道出血的高危因素，如消化道疾病（溃疡病及其并发症史）、65岁以上、同时服用皮质类固醇或其他抗凝药或非甾体类抗炎药等。

☐ 高血压患者血压控制理想状态是24小时都达标，因此最好服用控释片/缓释片或需要一天多次服药。但是阿司匹林与降压药物不一样，每天1次就已经足够。

☐ 每天坚持服用1次阿司匹林。对于高质量的肠溶剂型，也可以空腹服用，有利于提高生物利用度，降低胃肠道反应。服用后需3～4小时才能达到血药高峰。

☐ 非肠溶片（如普通阿司匹林或者泡腾片）在胃内即溶解，对胃黏膜有刺激作用，只适于急性期首剂服用，或者作为解热镇痛药物短期使用。肠溶剂型由于不在胃内酸性环境溶解，因此可以降低约60%的胃肠道不良反应，是长期服用的最佳选择。

☐ 合并活动性胃溃疡、严重肝病、出血性疾病者，需慎用或停用阿司匹林。

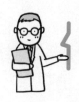

素养 41

痰黏稠患者不宜用强力镇咳药止咳

咳、痰、喘三者是密切相关，互为因果的。如果呼吸道积痰，会引起咳嗽，痰液因阻塞支气管而引起喘息。在支气管痉挛、黏膜水肿时，会导致喘息，同时也会使呼吸道阻力增加，肺膨胀时刺激牵拉感受器引起咳嗽，管腔的闭塞还会造成排痰困难而积痰。故多痰患者，特别是痰黏稠患者禁用强力镇咳药，以防因抑制咳嗽反射，使大量痰液阻塞呼吸道，引起支气管感染，痰液吸入肺部引起肺炎。

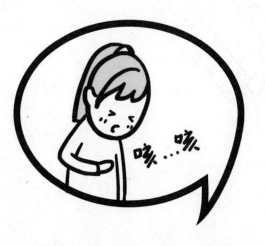

咳、痰、喘三者密切相关，互为因果

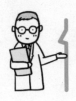

高血压病患者除急症时需要快速降压外，多数情况下管理血压应平稳和缓

　　高血压的治疗目的为在降低血压的同时尽量保护和逆转靶器官的损害，最大限度地保护患者重要脏器的功能，提高患者的生活质量，延长寿命。

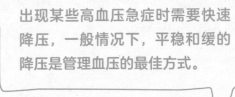

出现某些高血压急症时需要快速降压，一般情况下，平稳和缓的降压是管理血压的最佳方式。

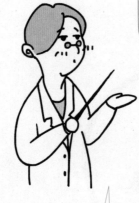

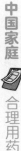

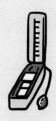 血压快速下降常会发生明显的不良反应

 无力、疲惫和头晕。

 不仅影响患者的服药依从性，而且缺血事件的发生率显著升高，容易引发心脏病和脑卒中。

 尤其是老年患者，比较和缓地降低血压可以避免体位性低血压、跌倒等不良反应以及缺血性心脑血管事件的发生。

降压药宜从小剂量开始，长效降压药物的最大疗效量需要2~4周的时间，不能因为2~3天内血压无显著降低就否定药物的疗效。此时应根据患者的血压变化情况，在几周或2~3个月内将血压控制达标。

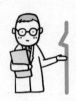

关注血糖变化，控制糖尿病危险因素，糖尿病患者应加强自我管理

糖 尿 病

- 有典型糖尿病症状（多饮、多尿、多食、不能解释的体重下降），随机血糖水平≥11.1毫摩尔/升

- 空腹血糖水平≥7.0毫摩尔/升

- 口服葡萄糖耐量试验2小时血糖水平≥11.1毫摩尔/升

糖调节受损（糖尿病前期）

- 6.1毫摩尔/升≤空腹血糖水平＜7.0毫摩尔/升

- 7.8毫摩尔/升≤口服葡萄糖耐量试验2小时血糖水平＜11.1毫摩尔/升

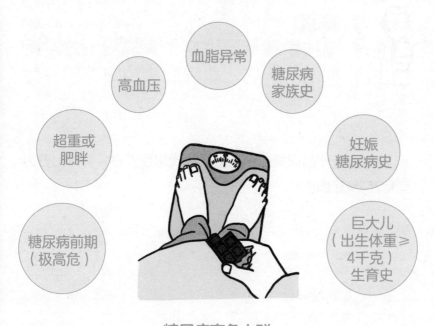

糖尿病高危人群

　　糖尿病患者应全面了解糖尿病知识，遵医嘱用药，定期监测血糖和血脂，控制饮食，适量运动，不吸烟，不喝酒，加强自我健康管理，预防和减少并发症。

　　限于目前的医学水平，糖尿病仍是一种终身性疾病，患者的行为和自我管理能力是糖尿病控制能否成功的关键。对于糖尿病前期的患者来说，通过积极的饮食和运动疗法治疗，血糖有可能恢复正常水平。对正在使用胰岛素或降糖药物治疗的患者而言，不能放弃饮食疗法和运动疗法，这两种疗法对稳定血糖控制效果有很重要的作用。各方法之间相辅相成，不可偏弃，采取综合措施方能得到最佳治疗。

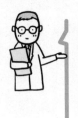

素养 44

糖尿病患者要根据个人情况、并发症情况、胰岛功能情况来决定是否终身注射胰岛素

糖尿病是一组以高血糖为特征的代谢性疾病，临床上分为1型和2型糖尿病两种。

1型糖尿病	2型糖尿病
被确诊为1型糖尿病的患者，胰岛功能几乎被彻底破坏，一定要按照内分泌科医生的诊断和治疗方法坚持终身使用胰岛素，切勿自行停用，以免出现糖尿病酮症酸中毒，引发昏迷。	对2型糖尿病来说，病情较轻者以饮食治疗和运动疗法为主，在此基础上血糖控制不满意，可遵医嘱使用口服降糖药。如用药后血糖仍不达标，应在医生指导下改用胰岛素治疗。2型糖尿病患者早期使用胰岛素，有助于血糖稳定控制，保护胰岛B细胞功能，延缓慢性并发症的发生和发展。

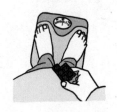

下列情况的糖尿病患者
应尽早使用胰岛素：

1 口服降糖药无法有效控制血糖的2型糖尿病患者。

2 2型糖尿病患者伴有视网膜病变、神经病变、肾脏病变、下肢坏死等慢性并发症。

3 糖尿病患者合并感染，如肺结核或手术、创伤等。

4 糖尿病妊娠及妊娠糖尿病的患者。

2型糖尿病患者不一定需要终身使用胰岛素，如果血糖控制良好，没有严重的急、慢性并发症，胰岛素用量也不大，胰岛功能正常，可在医生指导下逐渐过渡到口服降糖药治疗。

总之，一定要根据患者的个体情况、并发症情况、胰岛功能情况来决定后续的一些治疗方案，不能一概而论。

糖尿病需要多种手段综合管理

饮食疗法、运动疗法、药物疗法、血糖监测及糖尿病知识教育被称为糖尿病治疗的"五驾马车"。

其中，饮食是基础，运动是手段，药物是武器，监测是保障，教育是核心。

饮食疗法

- 饮食疗法是糖尿病治疗的基础，所有糖尿病患者都需要控制饮食。饮食治疗主要包括六方面：热量控制、营养搭配、少食多餐、多吃高纤维食品、清淡饮食、戒烟限酒，其中热量控制是糖尿病的基本治疗方法。
- 控制饮食可以稳定血糖，控制体重，有利于药物治疗。控制饮食并不是不吃，也不是无限制地少吃，应该根据患者的年龄、性别、体重、劳动强度、糖尿病严重程度等具体情况制定相应的饮食方案，既限制过多营养素的摄入，又要保证患者所必需的营养素供应，使糖分的吸收维持缓慢而稳定的状态。

- 稳定的1型糖尿病患者、2型糖尿病患者（特别是肥胖型患者）、妊娠糖尿病患者、糖耐量异常及糖尿病高危人群都应积极采取运动疗法。糖尿病患者的运动具有双重性，运动得当可以给健康带来好处，运动不当也会带来坏处，应在保证安全的前提下，发挥运动的最大作用。

- 糖尿病患者最好在餐后1~2小时开始运动，尽量避免空腹运动。每天坚持30分钟以上，每周5天以上，年轻人可适当延长至1小时，老年人坚持30分钟即可，量力而行。注意：运动前后监测血糖，如运动前血糖小于5.6毫摩尔／升，需少量加餐。实施运动疗法血糖不断改善后，应咨询医生调整胰岛素用量或降糖药服用剂量。

- 1型糖尿病患者治疗要终身使用胰岛素。
- 2型糖尿病患者的治疗包括口服降糖药物和胰岛素治疗，一般根据病情特点阶梯方式治疗，先用饮食疗法和运动疗法，若患者已认真实行健康的生活方式2~3个月，血糖水平仍未达标，则使用一种口服降糖药，并视病情需要进一步联合另一种口服降血糖药，或联合口服降血糖药和胰岛素，若胰岛素的需要量每日超过30单位，则增加一种口服药以减轻胰岛素抵抗。

3 常见疾病的用药常识

血糖监测

• 定期监测血糖可使糖尿病患者准确了解血糖变化情况，减少并发症发生风险，提升患者生活质量。包括对空腹、餐前、餐后"点血糖"的监测控制，可有效预防低血糖、急性高血糖的发生，利于糖尿病的治疗和管理。

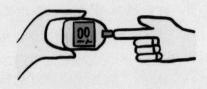

糖尿病知识教育

• 糖尿病并不可怕，是一种很常见的内分泌失调的综合性疾病，是终身性疾病，患者应多增加糖尿病知识，与家属、医生密切交流和配合，进行心理调整，正确认识糖尿病，有助于病情的控制和管理，而不会影响日常生活质量。

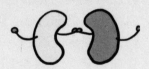

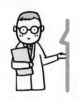

扭伤后根据伤势轻重自行用药处理或到医院就医

扭伤后首先要判断伤势轻重。如果脚扭伤后能持重站立，勉强走路，说明扭伤为轻度，可自己处置；如果脚扭伤后足踝活动时有剧痛，不能持重站立或挪步，扭伤处肿痛，说明可能伤到骨头，应立即去医院诊治。

在扭伤急性期（24~48小时内），建议用毛巾包一些冰块，对扭伤处进行局部冷敷，使受伤部位血管收缩、减轻疼痛。严禁热敷或立即使用活血化瘀药物，否则会加重肿胀。受伤超过24小时不建议冷敷，应该热敷以减轻肿胀。

扭伤部位应立即停止任何形式的运动和扭动。休息时，尽可能抬高扭伤部位，促进血液循环，降低局部肿胀。受伤2～3天进入恢复期后，可以按摩受伤部位，力度要轻，以痛为度。

涂抹药物时不宜面积过大、过厚，只需在痛处周围薄薄涂抹一层即可。若涂抹药物后皮肤出现红肿、瘙痒、灼热、刺痛或疹子、小水疱等过敏者症状时，应立即停止用药，及时就诊，在医生指导下改用其他药物。

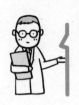

素养.47
关注更年期综合征女性健康，服用雌激素前先询问医生意见

为防止更年期综合征和骨质疏松，绝经期前后的女性采用雌激素替代疗法的越来越多。

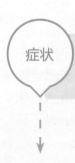

症状

更年期症状：月经改变、潮热出汗、心悸、失眠等。

补充激素的最佳时间

医学上认为，从开始出现更年期症状，至绝经后10年内（一般60岁以下），是接受激素补充的最佳时间。

益处

通过合理补充激素，可有效缓解更年期症状，预防绝经后骨质疏松、心血管疾病和糖尿病，对皮肤、关节和骨骼等也有益处。

激素治疗只是更年期治疗整体策略的一部分，更年期女性还需要注意控制饮食、加强运动、保证睡眠、保持心情舒畅等生活方式的调整。并不是所有更年期女性都适合补充雌激素。服用雌激素会加大肝、肾的负担，而且会使已萎缩的子宫肌瘤重新生长。

禁忌证

患有糖尿病、内分泌系统疾病、与脑垂体有关的激素紊乱性疾病，或曾患过肿瘤等都是补充雌激素的禁忌证。

补充雌激素前需要到医院进行全面的检查，在医生指导下服用。

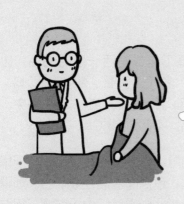

长期服用雌激素的患者，绝不可突然停药，需逐渐减量后停用。如果体内雌激素水平突然下降，血管收缩可能引发心血管危象。

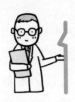

素养 48

了解中暑症状，会正确服用常见
防中暑药物

中暑

中暑根据轻重程度可分为三级：

先兆中暑

患者在高温环境工作或生活一段时间后，出现口渴、乏力、多汗、头晕、眼花、耳鸣、头痛、恶心、胸闷、心悸、注意力不集中，体温正常或略高，不超过38℃。

轻症中暑

先兆中暑症状加重，体温在38℃以上，出现早期循环功能紊乱，包括面色潮红或苍白、烦躁不安或表情淡漠、恶心呕吐、大汗淋漓、皮肤湿冷、脉搏细数、血压偏低、心率加快。

重症中暑

先兆和轻症症状加重，出现高热、痉挛、惊厥、休克、昏迷等症状。热射病就属于重症中暑，因高温引起的人体体温调节功能失调，体内热量过度积蓄，从而使神经器官受损。

中暑，是人体在高温和热辐射的长时间作用下，机体体温调节障碍，水和电解质丢失过多、散热功能障碍，引起的以中枢神经系统和心血管功能障碍为主要表现的热损伤疾病。同时，中暑也是一种威胁生命的急诊病，若不给予迅速有力的治疗，可引起抽搐、永久性脑损害或肾脏衰竭，甚至死亡等。

解暑

藿香正气水或十滴水可以起到解暑作用，但需考虑患者是否耐受。

禁忌

- 中暑后神志不清时不可服用
- 儿童、孕妇须遵医嘱服药
- 酒精过敏者慎用
- 驾驶员和高空作业人员应考虑药物中的酒精成分
- 服用头孢类抗生素时不能服用藿香正气水

中暑的正确急救措施

☐ 立即将患者移到通风、阴凉、干燥的地方。

☐ 让患者仰卧，解开衣扣，脱去或松开衣服，使其双腿抬高，增加脑部血液供应，同时起到散热作用。

☐ 加速身体散热，尽快将体温降至38℃以下。可用凉湿毛巾或冰袋冷敷头部、腋下以及腹股沟等处；或用温水或酒精擦拭全身；也可冷水浸浴15~30分钟。

☐ 意识清醒或经过降温清醒的患者可饮服绿豆汤、淡盐水等解暑。还可服用人丹或藿香正气水缓解不适症状。

☐ 高热40℃左右持续不退的，要马上送至医院进行液体复苏治疗。

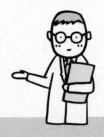